Detlef Michalik · Homöopathie und Corona

Detlef Michalik

Homöopathie und Corona

Gesund ohne Impfung

p u b l i c   b o o k   m e d i a   v e r l a g

FRANKFURT A/M ✷ LONDON ✷ NEW YORK

Die neue Literatur, die – in Erinnerung an die Zusammenarbeit Heinrich Heines und Annette von Droste-Hülshoffs mit der Herausgeberin Elise von Hohenhausen – ein Wagnis ist, steht im Mittelpunkt der Verlagsarbeit. Das Lektorat nimmt daher Manuskripte an, um deren Einsendung das gebildete Publikum gebeten wird.

Bibliografische Information der Deutschen Nationalbibliothek
Die Deutsche Nationalbibliothek verzeichnet diese Publikation in der Deutschen Nationalbibliografie; detaillierte bibliografische Daten sind im Internet abrufbar über http://dnb.d-nb.de.

Websites der Verlagshäuser der Frankfurter Verlagsgruppe:

www.frankfurter-verlagsgruppe.de
www.frankfurter-literaturverlag.de
www.frankfurter-taschenbuchverlag.de
www.public-book-media.de
www.august-von-goethe-literaturverlag.de
www.fouque-literaturverlag.de
www.weimarer-schiller-presse.de
www.deutsche-hochschulschriften.de
www.prinz-von-hohenzollern-emden.de

Gedruckt auf säurefreiem, alterungsbeständigem Papier, hergestellt aus chlorfrei gebleichtem Zellstoff (TcF-Norm).

Printed in the EU

ISBN 978-3-8372-2582-2

Im Verlag public book media erscheinen regelmäßig Werkstattausgaben, die der Verfasser gestaltet und die vom Verlag auf Wunsch des Autors/der Autorin nicht durch Lektorierung standardisiert werden. Das Buchprogramm gewährt somit unmittelbare Einblicke in den Arbeitsprozess eines Schriftstellers. Der Verlag bittet deshalb um Verständnis für etwaige Besonderheiten und Regelabweichungen, Gestaltungsformen, die so individuell sind, dass sie als grammatische oder Satzfehler missverstanden werden können oder jedenfalls einen authentischen Einblick in die Schriftstellerwerkstatt gewähren.

Ein Unternehmen der
FRANKFURTER VERLAGSGRUPPE GMBH
Mainstraße 143
D-63065 Offenbach
Tel. 069-40-894-0 ▪ Fax 069-40-894-194
E-Mail: lektorat@frankfurter-literaturverlag.de

Inhalt

Einleitung

Einleitend möchte ich mich kurz vorstellen: Mein Name ist Detlef Michalik und ich arbeite seit mehr als 40 Jahren als homöopathischer Arzt. Ich verabreiche und verordne seitdem nur homöopathische Arzneien. Da mein Vater Arzt war, wurde ich es auch. Seit etwa meinem 15. Lebensjahr habe ich angefangen einen engen Zusammenhang zwischen meiner geistig-seelischen Verfassung und meinen Beschwerden zu sehen. Mein Studium hat mir im ersten bzw. vorklinischen Teil Freude gemacht, denn es geht dabei um Anatomie, Physiologie und physiologische Chemie des gesunden Menschen.

Im klinischen bzw. 2. Teil des Studiums bekam ich zu-nehmend Distanz zu dem, was ich zu lernen hatte. Ich habe dabei mein vorklinisches Wissen laufend wiederholt und nicht vergessen. Im klinischen bzw. 2. Teil des Studiums beobachtete ich, dass die Schilderung von Krankheiten und dazugehöriger Therapie wenig mit Gesundheit zu tun hatte. Da ich ein Examen zu bestehen hatte, habe ich mich dieser Pflicht unterzogen. Als niedergelassener Arzt begegnete ich sehr bald der Homöopathie, bei der ich nach einem gewissen Rhythmus wiederholend und neues lernend bis zum heutigen Tag geblieben bin.

Je länger ich als niedergelassener Arzt arbeitete, desto deutlicher beobachtete ich, wie sehr die Menschen im Namen der medizinischen Wissenschaft mit chemischen Medikamenten versehen werden. Womit der Mensch den Wunsch erfüllt bekam und bekommt, immer unpassende Beschwerden rasch los zu werden.

Da jedes Medikament trotz aller wissenschaftlichen Erklärungen schadet, konnte und kann das nicht gut gehen.

Wohin das führen kann, zeigt die Aufregung, die es wegen „Corona“ gab und gibt. Noch ist Corona viel Panik und wenig ernsthafte Bedrohung.

Ich komme bei dem. was ich seit meiner Kindheit erlebe, zu dem Schluss: Corona ist keine Epidemie im herkömmlichen Sinne. Die Zahl der genannten Neuinfektionen ist einfach falsch; das Corona-Virus ist kein Killervirus, das eine zum Tode führende Infektion auslöst. Vorweggenommen sei eine Tatsache: Diejenigen, die im Zusammenhang mit Corona gestorben sind, waren in der Regel durch jahrelange bis jahrzehntelange, routinemäßige Einnahme von Medikamenten und ungesunde Lebensweise (falsches Essen und zu wenig Bewegung) vorgeschädigt.

Dazu kommt, die Aufregung und Panik ist überflüssig, wenn man bei Auftreten des Infektes ein paar Tage Sulfur nimmt. Bald ist Gesundheit und Immunität wieder erreicht; Das wird näher im Kapitel Corona und Homöopathie ausgeführt.

Da es sich im allgemeinen Sprachgebrauch so eingebürgert hat, von einer Epidemie zu sprechen und an die Folgen zu denken ist, die sich aus dem Verhalten der Schulmedizin ergeben, wird das Wort Epidemie auch im Zusammenhang mit der Coronagrippe gebraucht.

Ich habe das, was ich zu dem Thema „Corona – Homöopathie und Impfung“ zu sagen habe in 5 Kapiteln untergebracht, sie tragen die Überschrift:

Corona und Virologie

Corona und Homöopathie

Corona, Schulmedizin und Alternative

Homöopathie und Prävention.

Hausapotheke
Um dem heute üblichen Sprachgebrauch zu folgen, werde ich weiterhin bei der Infektion mit dem Corona-Sars Covid 19 Virus von der Coronaepidemie sprechen.

Corona und Virologie

Viren und Bakterien und ähnliches haben für den Homöopathen keine große Bedeutung. Für ihn stand und steht im Zentrum, was schildert der Patient als seine Gemüts- und Körpersymptome und wie tut er das. Danach sucht er die passende Arznei, um diese dann zu verabreichen. Da nun in den letzten Monaten das Corona-Covid 19 Virus die Gemüter so beschäftigte, wird im Folgenden kurz darauf eingegangen.

Nun gibt es kompetente Fachleute, also Virologen, die deutlich machen können (und dies auch tun), dass dieses Virus ein „normales" Grippevirus ohne besondere Bedeutung ist. Prof. Sucharit Bhakdi, ehemaliger, emeritierter Leiter des virologischen Institutes an der Universität Mainz und jetzt Mitarbeiter des Quinke Forschungszentrums der Christian-Albrecht-Universität zu Kiel und seine Frau Professorin Karina Reiss, Mitarbeiterin desselben Institutes in Kiel, machen in ihrem Sachbuch „Corona, Fehlalarm?" klar, dass die Sterblichkeitsrate bei Corona 0,1 – 0,2 % betrug und damit die von anderen Grippen nicht überschreitet. Die Patienten, die gestorben sind, waren im Durchschnitt 81 Jahre und älter. Sie litten unter Vorerkrankungen und waren (das füge ich hinzu), wie heute üblich, reichlich mit Medikamenten versehen.

2017/18 gab es eine Grippeepidemie mit etwa 330.000 Infizierten, wobei 25.000 gestorben sind. Das entspricht einer Sterblichkeitsrate von 8%. Dies hat kein Aufsehen erregt; bei Corona (= Covid 19) muss man von etwa 1,7 Millionen Infizierten ausgehen; 7000 Todesfälle wurden dabei gemeldet; wenn man von dieser Zahl ausgeht, so kommt man zu einer Sterblichkeitsrate von 0,1 – 0,2 %, was ganz normal ist für eine Grippe. Wenn man davon ausgeht, dass die die gestorben sind, mehr oder weniger regelmäßig Medikamente genommen und ihr Immunsystem dadurch geschwächt haben und an den Folgen dieser Tatsache und nicht an der Grippe gestorben sind, so kommt man zu einer Sterblichkeitsrate für die Coronagrippe, die fast bei 0% liegt. Jedem, der Fakten über das Coronavirus erfahren möchte, ist das Sachbuch (Corona Fehlalarm?) von Prof. Bhakdi und seiner Frau Prof. Reiss zu empfehlen. Da werden ohne Probleme und verständlich Tatsachen aufgezählt, die von Angst befreien können.

Dazu kommt: Der Test, mit dem eine Corona-Infektion nachgewiesen werden soll, ist unsicher; positive und negative Aussagen sind ungewiss; falsch positiv ist ebenso möglich wie falsch negativ, es ist genauso möglich, dass die Angaben, positiv oder negativ, richtig sind. Außerdem sagt der richtig positive Test nicht aus, ob eine Infektion vorliegt oder nicht. Der positive Test sagt nur, dass der Betroffene Kontakt mit Corona hat. Funktioniert sein Immunsystem, so wird die Coronazahl bei ihm so niedrig gehalten, dass keine Infektion vorliegt und er auch nicht anstecken kann. Funktioniert das Immunsystem nicht, so kann er Symptome haben und anstecken.

In der „Wirtschaftswoche" wird 2014 ein Gespräch mit Prof. Drosten, in dessen Labor der Test entwickelt wurde, wiedergegeben. Dabei sagte Prof. Drosten unter anderem: *„Ja aber diese Methode (= PCR Test = Polymerase chain reaction) ist so empfindlich, dass sie ein einzelnes Erbmolekül dieses Virus nachweisen kann. Wenn ein solcher Erreger zum Beispiel bei einer Krankenschwester mal eben einen Tag lang über die Nasenschleimhaut huscht, ohne dass sie erkrankt oder sonst irgendetwas bemerkt, dann ist sie plötzlich ein Mers Fall (ein Mersvirus ist eine Form von Coronavirus wie das Covid 19 Virus). Wo zuvor Todkranke gemeldet wurden, sind nun plötzlich milde Fälle und Menschen, die eigentlich kerngesund* *sind, in der Meldestatistik enthalten. Auch so ließe sich die Explosion der Fallzahlen in Saudiarabien erklären. Dazu kommt, dass die Medien vor Ort die Sache unglaublich hochgekocht haben.“*

Prof. Bhakdi und Frau Prof. Reiss erwähnen in ihrem Sachbuch eine Aussage auf Twitter von Prof. Drosten: *„Wenn man Patienten 2 x negativ testet und als geheilt entlässt, kann es zu Hause durchaus noch mal zu positiven Testergebnissen kommen. Das ist deswegen längst noch keine Reinfektion.“*

Fachpublikationen vom amerikanischen CDC (Center for Disease Control and Prevention in Georgia, zu finden im Internet unter Bio-R-XJV, Autorin Jennifer Harcourt) und einer französischen Gruppe von Virologen und Infektologen der Universität von Marseille (zu finden im Internet, Fachzeitschrift „Clinical Infections Diseases“, Autorin Rita Jaafar), besagen ebenfalls, dass der positive Test kein Nachweis für ein intaktes Virus ist, welches eine Infektion auslösen kann. Vermehrt sich das nachgewiesene Virus in einer Kultur, so ist es so zahlreich, dass es eine Infektion auslösen bzw. Symptome machen und ansteckend sein kann. Das muss aber nicht sein. Dieser 2. Test wird nicht gemacht.

Saisonbedingt, also im Herbst und Winter, ist das Virus zahlreicher und die Wahrscheinlichkeit sehr groß, dass viele Kontakt mit ihm haben; dabei ist der positive Nachweis des Kontaktes keine Aussage darüber, ob das Virus eine Infektion verursacht und ansteckend ist oder nicht; das Vorgehen der Bundesregierung wird mit Zahlen begründet, die das Robert Koch Institut (abgekürzt: RKI) vorgibt, ein virologisches Institut, das die Bundesregierung vor einiger Zeit geschaffen hat.

Auch das ist im Kapitel „Im Vergleich zu Grippe-Viren“ im Buch von Prof. Bhakdi und Frau Prof. Reiss nachzulesen.

Die Zahlen, die das RKI vorgibt, werden von einer gewissen Willkür begleitet, die an virologischen Instituten deutscher Universitäten sonst nicht üblich ist. Auf die Fragwürdigkeit des genannten Tests wird nicht hingewiesen. Zahlen von Toten, die früher in Zeiten vor und während einer Epidemie gestorben sind, werden nicht mit den Zahlen derer verglichen, die während des „Corona“-Alarms verstorben sind.

Dazu kommt, dass kein Unterschied gemacht wird zwischen denen, die „echt“ an Corona oder auf Grund einer Vorerkrankung an Corona gestorben sind; wobei bei letzteren der Grippeinfekt nur der Tropfen war, welcher das Fass zum Überlaufen brachte, und alle Vorerkrankten regelmäßig Medikamente nahmen, die das Immunsystem schwächen. Im weiteren Verlauf möchte ich ausführen, wie der Homöopath – oder die Homöopathin an Corona herangeht, und was die Schulmedizin tut.

Corona und Homöopathie

Bevor ich das konkrete Vorgehen des Homöopathen in der momentanen Situation schildere, gehe ich kurz auf die Grundzüge der Homöopathie ein.

Dr. Hahnemann hat 1790 das Prinzip der Homöopathie entdeckt; das Prinzip besagt, dass ein Arzneistoff bei einem Gesunden Symptome verursacht, die er bei einem Kranken, der ähnliche Symptome zeigt, heilt. Hahnemann hatte sich als 35-jähriger irgendwo in Sachsen erinnert, dass er bei einem Aufenthalt in Siebenbürgen in der Mitte seines Studiums ein intermittierendes Fieber bei sich mit China, einem Arzneistoff, geheilt hatte. Zu dem Zeitpunkt, als 35-jähriger, war er äußerst unzufrieden mit der Schulmedizin und mit der Übersetzung einer Arzneimittellehre eines schottischen Arztes – Namens Dr. Cullen, beschäftigt. Dr. Cullen erklärte die Wirkung der Arznei China, mit der Reaktion des Magensaftes auf diesen Stoff.

Hahnemann nahm noch einmal als Gesunder China und erlebte dieselben Symptome wie damals in Siebenbürgen. Damit war die Idee der Ähnlichkeitsregel geboren und ein langer und mühsamer Weg zur Homöopathie, wie wir sie heut anwenden, vorgezeichnet; die Ähnlichkeitsregel besagt also: ein Stoff, der bei einem Gesunden Symptome erzeugen kann, kann diese bzw. ähnliche bei einem Kranken heilen.

Die nächsten Jahrzehnte seines langen Lebens hat er etwa 100 Arzneien geprüft und in seiner Praxis angewendet; er hat selbst Arznei für Arznei eingenommen und Mitstreiter jeden Alters und beiderlei Geschlechts einnehmen lassen. Er hat selbst die Symptome geprüft und aufgezeichnet und dasselbe auch bei seinen Mitstreitern getan. Darunter waren viele Medizinstudenten; so entstanden in mühsamer Kleinarbeit zwei umfangreiche Arzneimittellehren, die zur Grundlage seiner und unserer Arbeit wurden.

Im weiteren Verlauf seiner ärztlichen Tätigkeit entwickelte er noch zwei weitere Säulen der Homöopathie. Das eine ist die Potenzierung und das andere die Verschlimmerung. Die Potenzierung besagt, wenn man einen Stoff schrittweise verdünnt und verreibt oder verschüttelt so wird die Kraft der Arznei stärker.

Die Verschlimmerung besagt; nach Einnahme der Arznei tritt meist oder oft eine kurze Verschlimmerung ein, dabei gilt die Regel – je höher die gewählte Potenz – also je mehr die Arznei verdünnt und verschüttelt ist, desto deutlicher die Verschlimmerung; die Verschlimmerung gibt aber die Gewissheit, dass es dem Patienten bald besser geht.

Hahnemann geht davon aus, dass jeder über eine Lebenskraft verfügt, die die physiologischen Tätigkeiten des Organismus steuert. Die Arznei wirkt nun, sagt Hahnemann, „geistartig" auf die Lebenskraft ein, die nun ihrerseits bewirkt, dass, was vorher gestört war, wieder in die richtigen Bahnen kommt – dass aus Schmerz und Infektion – wieder Wohlbefinden und Gesundheit werden. Ich bin der Überzeugung, der Mensch ist eine Einheit aus Seele und Körper; alles was im Organismus, in der körperlich organischen Verfassung, abläuft oder geschieht, wird durch die Seele – bzw. die geistig-seelische Verfassung gesteuert.

Der Übergang von der Seele in den Körper findet vielleicht im vegetativen System statt – das überall im Organismus zu finden ist. Hahnemanns „Lebenskraft" und das vegetative

System sind vermutlich dasselbe. Über das vegetative System hat jeder Gedanke eine Wirkung auf die körperlich organische Verfassung und jede Regung der körperlich organischen Verfassung hat wiederum über das vegetative System eine Rückwirkung auf das Denken – bzw. die geistig-seelische Verfassung. Vereinfacht bedeutet dies: Unsere Gedanken machen uns gesund oder sie machen uns krank.

Das Immunsystem ist ein Teil des vegetativen Systems; alles was dem Immunsystem schadet – schadet dem vegetativen System. Was das Immunsystem kräftigt – kräftigt auch das vegetative System. Medikamente schaden dem Immunsystem, homöopathische Arzneien stärken das Immunsystem. Wir ordnen nun die Symptome des Patienten einer Arznei zu, die ähnliche Symptome bei einem Gesunden auslösen kann; wobei wir die Symptome des Gemütes besonders beachten.

In der Regel haben Patienten, die an einer Epidemie erkranken alle ähnliche Symptome; die Symptome bei Corona wie Übelkeit, Magen-Darm-Beschwerden – Husten – Erkältungssymptome – Atemnot-Schwäche – und Angst zu sterben passen gut zu Sulfur; zudem ist Sulfur die homöopathische Arznei, die am besten passt, wenn eine Schwächung des Immunsystems durch Chemie vorausgegangen ist.

Fieber ist kein charakteristisches Zeichen bei Covid 19 – aber im Zweifelsfall passt auch das gut zu Sulfur. Da das Covid 19 Virus ein normales Grippevirus ist, wird „Corona“ nach der täglichen Einnahme von 1 x 5 Tropfen Sulfur LM 18 nach ein paar Tagen verschwinden, besonders dann, wenn man die Einnahme chemischer Medikamente sein lässt. Sulfur ist der Name der Arznei und LM 18 die Bezeichnung für die Potenz. Man nimmt es in der Regel in Tropfen aus Packungsgrößen von 10 ml. In dieser Phase auf Kaffee, Alkohol und Nikotin zu verzichten, sollte keiner Erwähnung bedürfen. Patienten jeden Alters können diese Arznei nehmen.

Wenn die Beschwerden bei der akuten Covid 19-Infektion sehr heftig sind, so nimmt man bei Atemnot oder auffallender Schwäche Arsenicum album LM 6, 2 x 5 Tropfen (mittags und abends neben Sulfur morgens) ein. Bei heftigem Husten macht man dasselbe mit Bryonia LM 6 und dasselbe gilt bei heftigen Erkältungssymptomen im Bereich der Nase mit Verstopfung und Nasennebenhöhlen-Beschwerden für Silicea LM 6.

Das sei noch einmal festgehalten: Im Prinzip spielt für den Homöopathen bei der Wahl der passenden Arznei der Erreger keine Rolle; es geht immer um die Symptome; dabei müssen die Symptome, die der Erreger verursachen kann, denen ähnlich sein, die die heilende Arznei beim Gesunden auslösen kann. Auf das Corona-Virus wurde deswegen größere Aufmerksamkeit verwendet, weil dieses Virus heute in aller Munde ist.

Das Überwinden der Coronainfektion ist auch nur der erste Schritt; in der Regel ist der heftige bis dramatische Verlauf der Coronainfektion Folge einer chronischen Schwäche des Immunsystems, weil häufigere oder regelmäßige Einnahmen von chemischen Medikamenten vorausgegangen sind, dabei gilt folgendes: Der ausgeheilte akute Infekt (= die ausgeheilte akute Beschwerde) hat die durch Schmerzmittel, Antibiotika, Cortison, Psychopharmaka oder Blutdruckmittel verursachte chronische Krankheit zwar gebessert, aber eine gewisse Schwäche ist weiterhin geblieben.

Es geh dann um eine chronische Krankheit, welche nach dem ausgeheilten Infekt zwar gebessert aber nicht verschwunden ist. Andersrum heißt das, die chronische Krankheit bessert sich mit dem alternativen Ausheilen des akuten Infektes, oder man kann auch sagen, jede chronische Krankheit verschlimmert sich, wenn ein akuter Infekt oder eine akute Beschwerde unterdrückt oder betäubt wird.

Kopfschmerzen, die mit einem Schmerzmittel betäubt werden, sind die beste Voraussetzung dafür, dass in kurzer Zeit eine schon länger bestehende Migräne erneut erlebt wird, die bedeutend schlimmer ist als die betäubten Kopfschmerzen. Eine mit Chemie unterdrückte Grippe hat bei vorausgehenden chronisch-rheumatischen Gelenkschmerzen zur Folge, dass diese letzteren heftiger als vorher wieder auftreten; Bei alternativem oder homöopathischem Ausheilen der akuten Beschwerde oder Krankheit ist die Folge, dass in beiden Fällen – also sowohl die chronische Migräne wie auch das chronische Rheuma sich deutlich bessern.

Bei der Corona-Covid-19 Infektion ist die allgemeine chronische Krankheit, die das Auftreten des akuten Infektes bewirkt, praktisch aller Betroffenen die durch Schmerzmittel, Antibiotika, Hormone, Psychopharmaka und Blutdrucksenkende Mittel verursachte Schwächung des Immunsystems. Eigentlich ist eine Epidemie der Versuch einer größeren Zahl von Menschen, ein chronisches Übel, das sie mehr oder weniger alle haben, durch alternatives Ausheilen der dazugehörigen epidemischen Infektion entweder zu überwinden oder deutlich zu lindern.

Nach dem Ausheilen der Coronainfektion ist es für alle, die regelmäßig Medikamente nehmen oder immer wieder genommen haben, ratsam eine Sulfurkur zu machen, um nach der akuten Infektion etwas gegen die noch verbleibende Immunschwäche zu tun und damit künftigen unangenehmen Ereignissen vorzubeugen. Diese Sulfurkur wird in dem Kapitel „Corona und Prävention“ geschildert, wenn vorher einiges über Schulmedizin und ihre Beziehung zu Epidemien dargelegt ist.

Soviel sei vorweggenommen: Die Schulmedizin lehrt die unbegrenzte Einnahme der oben genannten Medikamente. Damit verursacht sie auch die nach kurzer Zeit wieder auftretenden akuten Infekte oder spätere epidemische Ereignisse. Wenn sie versucht die Infektion zu beseitigen, tut sie nichts anderes als diese Medikamente stärker weiter zu verabreichen oder es wird geimpft.

In beiden Fällen wird die Infektion nicht ausgeheilt sondern unterdrückt. Das hat früher oder später zur Folge –, dass Infektionen schlimmer wieder auftreten – und dass aus einer harmlosen Infektion eine lebensgefährliche Krankheit werden kann. Ab Mitte des 20. Jahrhunderts gab es während der üblichen Grippeepidemien auch unter den Alten, von einzelnen Ausnahmen abgesehen, keine besondere Therapie, keine Impfungen, keine Toten. Aber es gab Coronaviren. Seit Ende des 20. Jahrhundert lässt sich eine zunehmende Zahl an Alten, die bei einer Grippe sterben, beobachten. Was sich geändert hat, ist die Tatsache, dass die Zahl der Alten, die täglich mehrere Medikamente einnehmen, die alle das Immunsystem schwächen, signifikant zugenommen hat. Wenn diese Gewohnheit auch bei den Jüngeren zunimmt, kann man sich ausrechnen, was das bedeutet.

Das eigentliche Problem ist, wie oben angedeutet, die routinemäßige Verordnung und Einnahme von Schmerzmitteln,

Antibiotika, Cortison, Psychopharmaka und blutdrucksenkenden Mitteln (dabei bleibt der Berg von Medikamenten, die es außerdem gibt, noch unerwähnt). Es wird verschwiegen, dass dies zu einer systematischen Schwächung des Immunsystems führt. Diese Schwächung des Immunsystems ist die Voraussetzung dafür, dass man mit einer an sich harmlosen Infektion wie der Coronagrippe die Panik verbreiten kann, dass diese Infektion zum Tode führt. Wobei die Betroffenen nicht wegen der Grippe, sondern wegen der durch die entsprechenden Medikamente verursachten Schwäche des Immunsystems sterben.

Das Dogma

Ein grundlegendes Lehren und Tun der Schulmedizin ist Schmerzen zu betäuben und Infektionen zu unterdrücken. Dieses Dogma wird nicht in Frage gestellt. Das gehört zur Routine von Klinik und niedergelassener Praxis. Am Anfang gelingt das elegant und schnell durch Schmerzmittel, um zu betäuben, und durch Antibiotika, um Entzündung und Infekte zu unterdrücken, und durch Cortison, um beides zu erreichen.

Das Antibiotikum zusammen mit den anderen Medikamenten schafft die Voraussetzung, dass die Beschwerden bald wiederkommen, gehäuft auftreten und eine chronische Schwächung hinterlassen, die in eine Epidemie oder in eine chronische Krankheit führen können. Nach Verabreichung einer homöopathischen Arznei heilt der Infekt mit etwas Geduld aus und bleibt dauerhaft weg und die Patientin oder der Patient gehen gestärkt daraus hervor.

Die Möglichkeit für beides existiert so gut wie immer.

Die Schwächung des Immunsystems bedeutet, die Auseinandersetzung mit der Beschwerde wird beim ersten Auftreten des Infektes verhindert. Das Immunsystem kann keine Abwehrstoffe schaffen, die gegen die immer folgende entsprechende Beschwerde immun machen. Das heißt, die nächste Beschwerde wird heftiger erlebt und erfordert eine heftigere Reaktion des durch die vorausgegangene Betäubung und Unterdrückung geschwächten Immunsystems. Aus einer Blasenentzündung oder Nebenhöhlenentzündung werden fünf oder zehn, wenn die vorangegangene Betäubung und Unterdrückung fortgesetzt wird. Die Schmerzen und Entzündungen werden immer heftiger und langwieriger.

So kann man die Reihe akuter Infekte und akuter Schmerzen, wie Kopfschmerzen, Gelenkschmerzen, Rückenschmerzen oder Bauchschmerzen nahezu endlos fortsetzen und kommt immer zu dem Ergebnis: Schmerz und Infektion bzw. akute Beschwerden aller Art sind schulmedizinisch betrachtet Störungen des Organismus, die auf alle Fälle betäubt bzw. unterdrückt werden und nicht durch eine das Immunsystem unterstützende und stärkende Alternative Methode ausgeheilt werden müssen. Niemand im Bereich der Schulmedizin sagt, dass routinemäßiges Betäuben und Unterdrücken Anfänge für Krankheiten sind, die zu Facharztpraxen und in Kliniken führen.

Schmerz und Infektion mit Betäubung und Unterdrückung zu begegnen ist keine Lösung auf Dauer. Eine Lösung dafür ist die Anwendung alternativer Medizin. Die Möglichkeit dazu ist immer gegeben.

Der Kern alternativer Medizin ist die Tatsache, dass Schmerz und Infektion Zeichen sind, die zeigen, dass eine Störung vorliegt. Sie werden im Wesentlichen durch unser Denken und das damit eng verbundene Immunsystem ausgelöst, kontrolliert und letztendlich auch überwunden. Die Fähigkeit Schmerzen wahrzunehmen und Infektionen auszutragen, gehört zu einem gesunden Menschen und ist ein Zeichen dafür, dass ein gesundes Immunsystem aktiviert wird.

Wie die Sinneswahrnehmungen des Sehens, des Hörens, des Riechens und des Tastens hat auch die Wahrnehmung des Schmerzes ihren Platz im zentralen Nervensystem. Alle sinnlichen Wahrnehmungen werden sowohl zum bewussten Teil des Zentralen Nervensystems gemeldet wie auch zu einem Zentrum des Unbewussten bzw. des autonomen Teils des zentralen Nervensystems. Mit den Meldungen an das vegetative oder autonome Nervensystem erhält gleichzeitig auch das Immunsystem, welches ein Teil des vegetativen Systems ist, Impulse. Letztere bewirken, dass etwas geschieht, damit der Schmerz überwunden wird.

Den Schmerz zu betäuben heißt: Die Aktivierung des Immunsystems bleibt aus, der nicht überwundene Schmerz wird größer und es wird schwieriger ihn zu überwinden.

Dasselbe Prinzip gilt für Entzündungen, die meistens den Schmerz begleiten oder zu ihm gehören.

Das Gegenteil, also eine Kräftigung des Immunsystems, geschieht, wenn Schmerz und Entzündung alternativ überwunden und ausgeheilt werden. Letzteres geschieht unter anderem bei der Anwendung von homöopathischen Arzneien. Daraus ergibt sich: Es ist alles andere als ratsam Schmerzen zu betäuben und Entzündungen zu unterdrücken, wenn Gesundheit das Ziel ist, auch wenn das mit gewissen Unannehmlichkeiten und Ängsten verbunden ist.

Das aktivierte Immunsystem führt aus einem Zustand der Schwäche durch das Erleben des Schmerzes und der Entzündung zu einem Zustand größerer Stärke und Immunität. Damit sind Schmerz und Entzündung (= Infekt) sinnvolle Ereignisse. Alternatives Behandeln erfüllt den Sinn dieser Ereignisse und wirkt damit „mitsinnig“. Die homöopathische Arznei wirkt in besonderer Weise mitsinnig und unterstützend auf das Immunsystem, denn nach einer kurzen Verschlimmerung folgen Heilung und Gesundheit.

Die mitsinnige Wirkung der homöopathischen Arznei und anderer entsprechender alternativer Methoden sind eine echte Hilfe bei akuten Infekten, akuten Schmerzen und Epidemien. Die mitsinnige homöopathische Arznei erfüllt den Sinn des

Infektes und bewirkt letzten Endes Besserung und Gesundheit. Wie das geschieht, das weiß man nicht. Aber mehr als 200 Jahre Homöopathie haben zahllosen Homöopathen diese Tatsache immer wieder aufs Neue bestätigt.

Als Fakt bleibt die Tatsache: **Ohne alternativ ausgeheilten Infekt gibt es keine Gesundheit.** Homöopathie ist dabei eine echte Alternative, besonders bei Virusinfekten.

Jedes Betäuben von Schmerzen und jedes Unterdrücken von Entzündungen blockiert und schwächt das Immunsystem. Dieses Vorgehen wirkt auf einen noch gesunden Menschen gegensinnig und hindert sein Immunsystem daran, wieder volle Gesundheit zu erreichen und bessere Gedanken entstehen zu lassen. Entsprechend dem obigen Gebrauch des Wortes „mitsinnig" sprechen wir von einem „gegensinnigen" Verhalten, weil es daran hindert, den Sinn von Schmerz und Entzündung zu erleben.

Die Folge dieses gegensinnigen Verhaltens sind größere Schmerzen und in der Regel heftigere Entzündungen; die Erfahrung hat gezeigt, dass Betäubung und Unterdrückung noch nie geheilt haben, sondern wiederholte Betäubung und Unterdrückung notwendig erscheinen lassen; das heißt, weitere Schmerzmittel und Antibiotika erscheinen notwendig; das ist das für den Menschen gegensinnige Prinzip und gleichzeitig das Geschäft der Industrie, die hinter der Schulmedizin steht. Dieses Prinzip löst eine Kette von akuten Erkrankungen aus, die in eine Epidemie oder chronische Krankheit führen.

Der Medizinische Apparat

Mit dem gegensinnigen Verhalten hat sich ein medizinischer Apparat entwickelt, der immer mehr Raum bei uns einnimmt.

Die Medikamente, mit denen Betäubung und Unterdrücken möglich gemacht werden, sind Antibiotika, Schmerzmittel, Hormone, Psychopharmaka und Blutdruckmittel. Sie gehen aus dem medizinischen Apparat hervor. Dazu gehören Kliniken, Arztpraxen, Pflegepersonal, Fachangestellte in Arztpraxen, Physiotherapiepraxen, psychologische Praxen, Beratungsstellen, Hersteller von technischen Geräten für Labor und Praxis und Hilfsmitteln für das tägliche Leben und die pharmazeutische Industrie.

Gelenkt wird das Ganze von der Medizinischen Wissenschaft, die zu den Universitätskliniken gehört oder mit diesen identisch ist. Dieser große Apparat hat zur Grundlage, dass Schmerz und Infektion betäubt bzw. unterdrückt werden müssen. Einzelne im Bereich von Physiotherapie, Psychologie und niedergelassenen Praxen bewahren sich eine gewisse Zurückhaltung und sind offen für Alternativen.

Mit diesem Dogma kommt die Wissenschaft aber dem Wunsch eines großen Teils der Patienten entgegen, immer unpassende Beschwerden, ohne über Ursachen nachdenken zu müssen, zum raschen Verschwinden zu bringen. Der Mensch wird dabei in Klinik und Praxis auf eine Summe von Organen, Laborbefunden und Untersuchungsergebnissen, die mit hochentwickelten technischen Geräten erhoben werden, reduziert. Die erzielten Ergebnisse am Anfang sind eindrucksvoll.

Ich gehe hier nicht auf die Möglichkeiten ein, die die Schulmedizin heute hat, um eine hilfreiche Unterstützung zu sein, wie Stent, endoskopische Eingriffe, sofortiges operieren bei angeborener Ösophagusatresie, andere zahlreiche chirurgische Eingriffe, Peritonealdyalyse, unter bestimmten Voraussetzungen die Verordnung von Medikamenten und noch einiges andere; doch sie bleiben nur dann eine dauerhafte Hilfe, wenn damit eine notwendige Korrektur der bisherigen Lebensweise und die Unterstützung durch alternative Medizin verbunden ist. Bei den Medikamenten wird es immer das Ziel sein, die Menge so gering wie möglich zu halten und auf Dauer davon wegzukommen.

Man kann ohne Übertreibung feststellen, dass viele dieser Eingriffe in Kliniken erst notwendig werden, weil die „kleinen" Beschwerden in der Vergangenheit betäubt, unterdrückt oder weggeimpft wurden. Aus diesem Grund ist die bedingungslose Annahme des Dogmas, dass Schmerzen betäubt und Entzündungen unterdrückt werden müssen, abzulehnen. Es wäre schon ein großer Gewinn, wenn Zurückhaltung und Abwarten, auch über längere Zeit, Schule machen würden, statt routinemäßig Schmerzmittel und Antibiotika zu verabreichen. In dem Zusammenhang ist zu bedenken, dass der Lockdown eine weitere Schwächung des Immunsystems bedeutet. In dem Maße, wie die Menschen sich isolieren, hindern sie ihr Immunsystem daran, durch die Begegnung mit dem Virus aktiv und wieder stark und immun zu werden.

Die zunehmende Einnahme der oben genannten Medikamente hat zu einer Zahl von Patienten geführt, wie es sie noch nie gegeben hat; dies wiederum schlägt sich in anderen Zahlen nieder. Einem Spiegelartikel aus dem Jahr 1976 ist zu entnehmen: die Gesamtausgaben für das Gesundheitswesen in BRD und ehemaliger DDR betrugen für beide zusammen im Jahr 1960 12,5 Milliarden D-Mark. Im Internet ist nachzulesen, dass das Statistische Bundesamt für das Jahr 2018 als Gesundheitsausgaben 390.628.000.000 Euro angibt. Die Gesamtausgaben des Bundeshaushalts für 2018 betrugen danach 1.428.512.000.000 Euro. Wenn man die Kosten für die hinzurechnet, die durch Krankheit arbeitslos wurden, und dazu noch die Kosten für den Lockdown 2020/21 hinzunimmt, ist man bei Kosten, die dem Gesamt-Haushalt des Bundes immer näher kommen.

Dazu gehört natürlich auch eine Wirtschaft, die nicht unerheblichen Einfluss auf das nimmt, was im Gesundheitswesen getan wird. Auf die enge Beziehung zwischen Pharmazeutischer Industrie und allen Kliniken und niedergelassenen Praxen gehe ich nicht näher ein.

Der alternative Weg

Fest steht: Soviel Krankheit wie heute – hat es noch nie gegeben. Bei diesem medizinischen und wirtschaftlichen Aufwand und dem dazugehörigen Tempo ist kaum Platz für eine Alternative. Doch es gibt sie und sie ist zunehmend nicht zu übersehen.

Es gibt vereinzelt Hochschulen, wie z.B. Witten-Herdecke, die sich alternativer Medizin – wie Homöopathie öffnen; es gibt auch Fortbildungskurse für Niedergelassene Ärzte in Homöopathie und Akupunktur. Doch als Fakt bleibt bestehen: in der täglichen Praxis gibt es auch nicht annähernd eine Gleichberechtigung von Alternativer Medizin und Schulmedizin.

Es gibt auch die Alternative zur Therapie von Corona.

Grundsätzlich ist die Epidemie eigentlich nichts anderes als der relativ gleichzeitige Versuch des geschwächten Immunsystems einer größeren Gruppe von Menschen, sich wieder durch Austragen des Infektes zu aktivieren und einen Zustand der Schwäche zu überwinden; es ist der Versuch, die vorher gegebene Bereitschaft chronisch zu erkranken zu überwinden und Gesundheit zu erreichen (wie das im Kapitel „Corona und Homöopathie“ schon angedeutet wurde). Die Medikamente der Schulmedizin können bei der akuten Corona-Epidemie keine Heilung bringen, sie haben ja die „Epidemie“ zum größten Teil ausgelöst.

Bis vor kurzem galt, dass es bei Virusinfekten sowieso kein dem Antibiotikum vergleichbares Mittel gibt.

Es wurde abgewartet.

Die Symptome, die bei Corona – Covid 19 – geschildert werden, also Übelkeit, Magen-Darmbeschwerden, Husten, Erkältungssymptome (wie Naselaufen, Nebenhöhlenschmerzen, „kratzen“ im Hals), auffallende Schwäche, Atemnot und Angst zu sterben, wie es im Kapitel „Corona und Homöopathie“ geschildert wird, und die Tatsache, dass so gut wie alle, die den Infekt erleben, regelmäßig oder öfter Medikamente genommen haben, ergibt, dass diesmal Sulfur das passende Mittel ist; Sulfur passt ausgezeichnet zu den Symptomen und ist die von Hahnemann, dem Begründer der Homöopathie, entdeckte Arznei, die das Immunsystem dann besonders stärkt, wenn die Einnahme von Medikamenten vorausgegangen ist.

Die Folge der häufigen Einnahme der oben genannten Medikamente ist das frühe Auftreten chronischer Krankheiten die in den Erbanlagen eines jeden von uns angelegt sind.

Alternatives Vorgehen ist die Möglichkeit dass sie unsichtbar bleiben. Während Betäuben und Unterdrücken bewirken, dass die chronischen Krankheiten eher erscheinen und heftig werden.

Andererseits ist das durch die häufige Einnahme dieser Medikamente allgemein geschwächte Immunsystem die Grundlage für echte Epidemien. Inwieweit Corona eine echte oder vorgetäuschte Epidemie ist mag ein anderes Mal entschieden werden. Fest steht, die Inzidenzzahlen sind falsch, das sagt Professor Drosten, der den entsprechenden Test in seinem Labor entwickelt hat zu einem früheren Zeitpunkt selbst. Nur ein verschwindend kleiner Anteil der positiv Getesteten hat wirklich Grippe. Andererseits sterben mehr Alte, meist über 80-Jährige im Zusammenhang mit dieser Grippe.

Doch diese Tatsache ist nicht von der Tatsache zu trennen, dass sie alle Jahre - bzw. Jahrzehnte lang verordnete Medikamente nahmen, die alle das Immunsystem schwächen.

Da die Schulmedizin nichts hat, was sie bei einer Epidemie, die durch einen Virus ausgelöst wird, geben kann **(die wiederholten vorausgegangenen Einnahmen ihrer Medikamente sind ja ein wesentlicher Grund für das Auftreten der Epidemie)**, versucht sie diese mit Cortison und Virostatika (Medikamente, die den Virus lähmen sollen) zu unterdrücken, was eine weitere Schwächung des Immunsystems ist. Das gelingt bei einer Epidemie wie bei Corona; es gelingt auch bei Corona nicht, wenn die durch jahrzehntelange Einnahme von Medikamenten verursachte Immunschwäche sehr ausgeprägt ist.

Das kann, wie die Statistik zeigt, bei alten im Schnitt über 80-jährigen der Fall sein. Diese Patienten können auch bei einer Epidemie wie Corona sterben. Sie können aber auch bei jedem anderen Anlass, der zu einer Infektion führt, sterben. Sie sterben nicht am Corona-Virus, sondern an den Folgen einer ausgeprägten Immunschwäche, die durch eine jahrzehntelange Einnahme von zahlreichen schulmedizinisch verordneten Medikamenten verursacht wurde; dabei ist das Virus nur der Tropfen, der das Fass zum Überlaufen bringt.

Wenn die Corona-Epidemie als eine normale Grippe zu betrachten ist, so bedeutet das nicht, dass man sie nicht zu beachten braucht. Das bedeutet, dass diese Epidemie nicht zu den Krankheiten zählt, die man automatisch mit dem Sterben verbindet; das bedeutet, sie ernst zu nehmen und nach den dazugehörigen Symptomen und einer homöopathischen Arznei zu suchen, mit deren Hilfe der Patient gestärkt daraus hervorgeht. Ihre Einnahme wäre die beste und billigste Impfung, die man sich denken kann!

Man weiß, dass die Coronagrippe ein Virusinfekt ist. Und man weiß, es gibt kein dem Antibiotikum entsprechendes Mittel bei Virusinfekten. Unter diesen Voraussetzungen ist es sicher besser mit einer Arznei wie Sulfur das Immunsystem zu stärken, als es durch die üblichen Medikamente zusätzlich zu schwächen.

Auch bei den lebensgefährlich Erkrankten ist der Versuch mit einer homöopathischen Arznei eine gewisse Chance eine bestehende Schwäche zu lindern. Diese Schwäche wird durch die üblichen Medikamente nur vermehrt.

Meine Erfahrung hat gezeigt, dass positiv getestete Patienten, die auch Symptome zeigten, mit Sulfur die Grippe bald hinter sich hatten. Wer vorbelastet war, bei dem hat es länger gedauert.

Weder das normale Ausheilen bei Jüngeren noch die gewisse Chance dazu bei Älteren passt in das wirtschaftliche Konzept einiger Firmen, die von den Prinzipien der Panikmache, Betäubung und Unterdrückung profitieren.

Die Impfungen

Da man auch in der Schulmedizin weiß, dass Cortison und andere Medikamente keine Hilfe sind, wird geimpft, was wiederum eine Unterdrückung ist. Mit jeder Impfung wird durch diese und weiteres Betäuben und Unterdrücken die nächste Epidemie und die nächste Impfung vorbereitet. Das führt zu dauerhaften Massenimpfungen. Das wird noch zusätzlich mit den Veränderungen (=Mutationen) in den Erbanlagen dieser Viren, welche bei diesen Viren sehr häufig sind, begründet. Dazu gehört, dass diese Massenimpfungen für die pharmazeutische Industrie nicht uninteressant sind. Die Folge dieses Vorgehens ist, dass durch die ständige Unterdrückung das Immunsystem systematisch geschwächt und die zu den Epidemien gehörenden Infektionen immer gefährlicher werden. Das kann nicht endlos so weitergehen.

Zu vermeiden ist das, wenn man an einem viel früheren Zeitpunkt das Betäuben und Unterdrücken aufgibt und die „kleinen" akuten Schmerzen und Infektionen alternativ ausheilt, das Immunsystem damit stärkt und den Betroffenen die Möglichkeit gibt, den epidemischen Infekt durch eine alternative Arznei auszuheilen. Man weiß, dass es kein Medikament gegen ein Virus gibt, sondern nur ein gut funktionierendes Immunsystem.

Impfen schadet, weil es das Spektrum der gesunden Antikörper einengt und die Beseitigung von falschen Antikörpern (Autoimmunantikörpern) verhindert; und damit die Voraussetzung für zahlreiche chronische Krankheiten schafft. Die durch die Impfung erzeugten Antikörper hindern das Immunsystem daran seine volle Aktivität zu erreichen. Damit ist es bei einem neuerlichen Angriff der Viren (die dazu noch etwas verändert sein können) geschwächt. Die Vermehrung der Viren wird nicht mit der vollen Aktivität des Immunsystems begrenzt. Bei dem neuen Angriff der Viren wird der Infekt heftiger als früher, weil nur so das Immunsystem seine volle Aktivität und Immunität wieder erreicht. Dieser Infekt, künstlich durch die Impfung verursacht, kann dramatisch werden für alle, die geimpft sind. Besonders betroffen sind die, welche durch die Einnahme von Medikamenten ein ohnehin schon geschwächtes Immunsystem haben.

Impfen schadet auf alle Fälle! Man wird abzuwägen haben, was mehr schadet – das Impfen oder eine gefährliche Infektion wie Polio oder Tetanus. Man wird eine solche Situation, wie die eben genannten Infektionen, nicht durch Impfen vermeiden können und sie wird, wenn sie kommen soll, auf andere Art und nicht weniger gefährlich kommen. Andererseits wird eine einmalige Impfung von dem Betroffenen sicher verkraftet. Hinzu kommt, dass man mit der homöopathischen Arznei immer ein Mittel hat, mit dem man das Immunsystem kräftig unterstützen kann und mit dem die Reaktionen auf Impfungen sanfter verlaufen.

Routinemäßiges Betäuben und Unterdrücken beschleunigt das Auftreten chronischer Krankheiten und verursacht in diesem Zusammenhang Epidemien.

Andererseits besteht die einfache Tatsache: Es gibt wenige Ereignisse im Leben eines Menschen, die seiner Gesundheit so zuträglich sind, wie das alternative Ausheilen eines Infektes – je heftiger – desto besser die Folgen.

Die homöopathische Arznei, die den Sinn eines Infektes erfüllt, ist, indem sie nach vorrübergehender Verschlimmerung zu Besserung und Heilung führt, dabei die beste Impfung, die man sich denken kann.

Und wenn Medikamente genommen und Impfungen verabreicht sind, so sorgt die zusätzlich eingenommene Arznei für einen sanfteren Verlauf der Reaktionen auf Medikamente und Impfungen und trägt dazu bei, leichter von Impfungen und Medikamenten wegzukommen.

Als ich diese Zeilen das erste Mal schrieb – gab es noch keine Impfpflicht. Wenn man der Impfpflicht nachkommen und die Folgen weitgehend vermeiden möchte, gibt es einen einfachen Weg. Mit der verabreichten Impfung nimmt man gleichzeitig 2 Kügelchen Sulfur C 30 und wiederholt das letztere noch 4 Mal in 14tägigen Abständen. Mit der 2. Coronaimpfung nimmt man einmalig Silicea C 30 / 2 Kügelchen und setzt die Einnahme der oben beschriebenen Sulfur-Kügelchen fort.

Das durch die homöopathische Arznei aktivierte Immunsystem neutralisiert den Impfstoff und ist vorbereitet für das Austragen eines unkomplizierten Corona-Infektes, der bald erfolgt, ohne größere Probleme überwunden wird und die gewünschten Antikörper zur Folge hat.

Bei weiteren Impfungen macht man dasselbe wie bei der ersten Impfung.

Bei der Masernimpfung gibt man mit der Impfung ein Kügelchen Sulfur C 30 + ein Kügelchen Morbilinum-Nosode C 30 (=homöopathische Arznei aus dem Serum eines an Masern Erkrankten, erhältlich bei Remedia in Eisenstadt, E-Mail: hahnemann@remedia.at). Man wiederholt das 3 Mal in 14-tägigem

Abstand. Die nachfolgenden Infekte ergeben die Antikörper, die man braucht, um die Masern gut zu überstehen.

Abschließende Bemerkungen

Abschließend zu dem Thema Corona und Schulmedizin ist festzustellen: die Tatsache ist nicht zu übersehen, dass die Einnahme der oben genannten Medikamente (besonders Schmerzmittel und Antibiotika) in der frühen Kindheit und die Bereitschaft zur Drogenabhängigkeit in der frühen Jugend zusammengehören. Die Kinder, die nicht mehr lernen dürfen, Schmerz und Infektion zu überwinden, werden gleichzeitig vorbereitet für chronisches Kranksein und Drogenabhängigkeit.

Außerdem wird die Tatsache verdrängt, dass die großzügige Versorgung fast aller geschlechtsreifen Mädchen mit der Antibabypille (= Ovulationshemmer) das Immunsystem schwächt. Damit ist auch auf diese Weise die Voraussetzung für chronische Krankheiten und Epidemien geschaffen. Wenn es bei diesem Gebrauch der Ovulationshemmer bleibt.

Das Prinzip der Schulmedizin ist wiederholt dargelegt. Aber bei dem einzelnen Arzt darf man Unterschiede machen; nicht alle sind streng auf der Linie der Schulmedizin. Nicht wenige sind offen für eine Alternative.

Im Artikel 2 des Grundgesetzes heißt es: *Jeder hat das Recht auf Leben und körperliche Unversehrtheit. Die Freiheit der Person ist unverletzlich. In dieses Recht darf nur auf Grund eines Gesetzes eingegriffen werden.* - und im Artikel 8 heißt es: *Alle Deutschen haben das Recht sich ohne Anmeldung oder Erlaubnis friedlich und ohne Waffen zu versammeln.*

Das Außerkraftsetzen des alten Grundgesetzes und Schaffung neuer Gesetze hat den Einzelnen entmündigt und zusätzlich krank gemacht und weite Teile der Wirtschaft lahm gelegt. Das Prinzip, Kontakte zu verbieten und den Einzelnen zu vereinsamen, macht krank und bringt mehr Krankheit als Gesundheit. Wenn die Regierung wirklich helfen will, so schöpft sie als „neutrale" Institution alle Möglichkeiten aus, die zur Verfügung stehen, die Gesundheit derer, für die sie da ist, zu fördern, bevor sie das Grundgesetz außer Kraft setzt und zu Maßnahmen greift, die so schaden, wie das diesmal geschieht.

Die Entwicklung geht weiter. In dem Maße, wie nicht nur die Alten – sondern Menschen aller Altersstufen – besonders die Kinder – mit Medikamenten überschüttet und mit Impfungen versehen werden, wird das Immunsystem aller systematisch geschwächt und werden die daraus sich ergebenden Folgen nicht ausbleiben. Die Anfänge sind gemacht. Auf der anderen Seite gibt es nichts Besseres als das Ausheilen des akuten Infektes – sowohl bei Epidemien als auch zu anderen Zeiten – mit homöopathischen Arzneien oder anderen alternativen Methoden.

Homöopathie und Prävention

Die Beseitigung der tiefsitzenden Immunschwäche oder des chronischen Übels, welches die Epidemie verursacht hat, gehen wir mit einer Sulfur-Kur an. Bevor die Sulfur-Kur geschildert wird, sei noch einmal wiederholt: Die Möglichkeit, die chronische Krankheit zu erleben, ist wohl in den Erbanlagen eines jeden vorgegeben. Zum Unterschied dazu gibt es die akute Beschwerde, den Schmerz – und die akute Krankheit, meist die Infektion.

Das alternative Ausheilen des akuten Ereignisses lindert die chronische Krankheit oder bringt sie zum Verschwinden. Das Betäuben und Unterdrücken der akuten Beschwerde beschleunigt und verschlimmert das Auftreten der chronischen Krankheit, denn die akute Beschwerde ist nichts anderes als das Auflodern der chronischen Krankheit und der Versuch des Immunsystems, diese zu beseitigen oder zumindest deutlich zu lindern. Das können wir durch das mitsinnige Wirken der homöopathischen Arznei oder anderer alternativer Heilmethoden signifikant unterstützen und zum Erfolg bringen. Das ist auch der Sinn, der zu jeder Epidemie gehört. Das Entstehen und Sichtbarwerden der chronischen Krankheit ist zunehmend ein Thema, das ganze Bibliotheken füllt. Auf diesen Wust im Einzelnen einzugehen bringt nichts. Das Ergebnis davon erleben wir täglich.

Das der Corona-Epidemie zugrunde liegende Übel, weswegen „Corona“ erstmal auftritt, ist die durch die oben erwähnte Einnahme von Antibiotika – Schmerzmitteln – Hormonen – Psychopharmaka und Blutdruckmitteln verursachte Schwäche des Immunsystems. Dazu sind noch zu erwähnen Alkohol, Nikotin, zu viel und falsches Essen (= Übergewicht) und

Mangel an Bewegung; Gewohnheiten, die in vielen Fällen zu denen gehören, die von der epidemischen Infektion befallen werden. Betäuben und Unterdrücken, wozu auch das Impfen gehört – verschlimmern die Schwäche des Immunsystems. Das ist bei einem normalen Erreger wie dem Covid 19 Virus noch gut möglich, führt aber dazu, dass es in immer kürzeren Abständen neue und heftigere Epidemien gibt.

Die akute Epidemie heilen wir durch Verzicht auf andere Medikamente und die Einnahme von Sulfur LM 18 täglich 1 x 5 Tropfen in wenigen Tagen aus und sind dann immun s.o.; (Verzicht auf Genussmittel gehört ebenfalls dazu). Das Beste ist, die Infektion, die im Anmarsch ist, kommen zu lassen, bei möglichst vielen, mit Sulfur LM 18 auszuheilen und damit eine Immunität möglichst vieler zu erreichen. Nach dem Ausheilen der akuten epidemischen Infektion fängt der schwierige und Geduld erfordernde Teil erst an; wir fühlen uns besser – freier und leichter nach dem ausgeheilten Infekt. Bei den allermeisten ist die zugrunde liegende Immunschwäche deutlich gemindert – doch nicht beseitigt. Jetzt folgt der nächste Schritt.

Nach einer gewissen Zeit von etwa 3-4 Wochen machen wir mit Sulfur LM 6 weiter. Man nimmt 1 x 5 Tropfen Sulfur LM 6 täglich. Beim akuten epidemischen Infekt ist es ratsam alle anderen Medikamente sofort wegzulassen. Ist der akute Infekt ausgeheilt, bleiben Schmerzmittel – Antibiotika – Psychopharmaka und Herzmittel, die den Puls regulieren sollen, auf alle Fälle weg; Blutdruckmittel und Cortison nimmt man schrittweise weniger; gleichzeitig ist dringend anzuraten auf Genussmittel wie Tee – Kaffee, Alkohol und Nikotin weitgehend zu verzichten; in dem Maße wie man auf Medikamente und Genussmittel verzichtet, wird es leichter dem Übergewicht mit weniger und richtigem Essen und einem gerüttelten Maß an körperlicher Ertüchtigung zu begegnen; Ausdauersport wie Laufen – Radfahren – Schwimmen oder Rudern sollten ein regelmäßiger Teil jeder Woche sein. Fitness-Center können dabei helfen.

Zum richtigen Essen gehören wenig Fleisch – noch weniger Fett – viel Obst und Gemüse und maßvoll Kohlenhydrate; – letztere als Süßigkeiten nur an hohen Fest- und Feiertagen (und auch dann nur wenig). Ist das Übergewicht sehr ausgeprägt, dann wird es ratsam, etwa alle 3-4 Monate 3-5 Tage nichts zu essen und nur Wasser zu trinken; ob dabei das körperliche Ertüchtigungsprogramm eingehalten wird – muss jeder für sich bestimmen; manche können das – manche nicht; Es gibt genügend Literatur, die gute Ratschläge vermittelt für richtiges Essen und ein ausreichendes Maß an körperlicher Ertüchtigung; Das ganze wird begleitet von der täglichen Einnahme homöopathischer Arznei – wenn man es allein macht. Lässt man sich von einem Heilpraktiker oder homöopathischen Arzt beraten, wird man die Arzneien meist in höheren Potenzen erhalten – die man in größeren Abständen einnimmt, wöchentlich – 2 wöchentlich – 4 wöchentlich oder in noch größeren Abständen.

Etwas später wird auf die Einnahme der Arznei genauer eingegangen.

Hetze und akute Beschwerde

Im Zusammenhang mit der Sulfurkur sei noch ein anderes Thema aufgegriffen. Die Tatsache, dass der Gang zum Arzt so häufig ist und die Tatsache, dass dem chemischen Medikament so viel Platz im Leben eingeräumt wird, hat in den meisten Fällen einen einfachen Grund. Dieser Grund heißt Schnelligkeit. Der technische Fortschritt bedeutet Schnelligkeit. Schnelligkeit nur als Erleichterung zu betrachten, führt zum Hetzen und macht krank. Anstatt den Schmerz oder die Infektion als eine natürliche Bremse aufzufassen – bildlich – als eine rote Ampel aufzufassen, die das Auto zum Stehen bringt – wird aufs Gaspedal gedrückt und eben noch drüber gefahren. Durch medizinische Wissenschaft und Medien ist die Meinung (= Angst) sehr weit verbreitet, dass Schmerz und Infektion den Tod bedeuten können und auf alle Fälle vermieden werden müssen.

Sehr sehr viele vergessen, dass wir mit einem gesunden Organismus die Fähigkeit vermittelt bekommen haben, Schmerz und Infektion wahrzunehmen und uns danach zu richten. Betäubung und Unterdrückung bedeuten ein Leben gegen die Natur des Menschen; die Fähigkeit Schmerzen und Infektzeichen wahrzunehmen, werden uns mit einem gesunden Zentral-Nervensystem mitgegeben. Betäubung und Unterdrücken fangen im kleinen an und führen zu dem, was man später als gehäufte akute Krankheiten, Epidemie und chronische Krankheit erlebt. Den häufigsten Anfang von allem macht das Tempo, das der technische Fortschritt auferlegt. Das betrifft die Kinder, die das mitmachen müssen, genauso wie die Erwachsenen, denen das Tempo vorgegeben wird.

Die Hektik unserer vom technischen „Fortschritt" bestimmten Zeit ist vielleicht der am weitesten verbreitete „Erreger" unserer Tage. Betäubung und Unterdrückung fangen also klein an und nehmen nach einer gewissen Zeit einen immer größeren Raum im Leben ein. Wie oft wird zum Schmerzmittel oder zum Antibiotikum gegriffen – natürlich mit „wissenschaftlicher" Unterstützung – wenn z.B. ein Termin einzuhalten ist oder der verdiente Urlaub erlebt werden soll. Das summiert sich, bis es nicht mehr geht.

Dem können wir erfolgreich begegnen, wenn wir uns täglich um Yoga und Meditation bemühen. Ich gehe darauf nicht näher ein, denn es gibt nach einigem Suchen gute Literatur, die uns mit dem Thema vertraut machen kann und uns zu Menschen oder Einrichtungen führt, bei denen wir Yoga und Meditation erlernen können.

Die Sulfur-Kur

Nun zurück zur Sulfur-Kur: Wir nehmen täglich für ein½ bis ein¾ Jahr 1 x 5 Tropfen Sulfur LM 6 ein. Wir werden dabei beobachten, dass wir nach und nach kräftiger und allgemein frischer werden.

Die Besserung unseres Allgemeinbefindens wird sich bei der relativ niedrigen Potenz von LM 6 nur ganz allmählich, ohne dass wir uns das so richtig bewusst machen, einstellen. Auf einmal merken wir – es ist besser – wir fühlen uns kräftiger und sind mit mehr Elan dabei. Dazu gehört, dass uns vorübergehend diese und jene Beschwerde begegnet, die uns wieder ein Stück in Richtung Besserung bringt. Das wichtigste bei solchen Ereignissen ist, nicht in Angst und 1000 schreckliche Diagnosen zu flüchten.

Das einfachste und gleichzeitig schwierigste in solchen Momenten ist, uns selbst zu fragen, womit habe ich das verursacht? Die Ursache liegt immer in uns und nicht bei irgendeinem Erreger oder einer anderen Person. So schwierig ist das, weil wir meist zum Gegenteil erzogen werden, die Ursache ist dabei immer bei anderen – oder bei anderem. Je öfter mit einem gerüttelten Maß an Selbstkritik und mit der Hilfe homöopathischer Arzneien und den dazugehörigen Korrekturen Beschwerden und Besserung erlebt werden, desto mehr nimmt die Angst vor Krankheit ab. Angstfrei ist vielleicht niemand, die Frage ist nur, bleiben wir mit Hilfe der Chemie passiv oder gehen wir sie auf der Grundlage eines kräftigen Immunsystems aktiv an.

Zur aktiven Annahme gehört, dass wir unsere Beschwerden erst einmal annehmen und sie allein – ohne äußere Hilfe und durch Korrekturen, die wir an uns selbst vornehmen, austragen und ausheilen. Oder wir nehmen die Hilfe einer alternativen Heilmethode in Anspruch, die den Sinn der Beschwerde erfüllt. Dazu gehört auf alle Fälle auch die homöopathische Arznei – die nicht betäubt oder unterdrückt, sondern mitsinnig durch eine kurze Verschlimmerung den Sinn der Beschwerde erfüllt und zu Besserung und Heilung führt und damit hilft, zu neuen Gedanken zu kommen. Natürlich gibt es auch andere ebenso gute alternative Heilmethoden, die sind aber jetzt nicht das Thema.

Hausapotheke:

Im Folgenden werden, alphabetisch geordnet, als eine kleine Hausapotheke Beschwerden und Arzneien genannt, die sich dabei immer wieder bewährt haben und bewähren und die auch während einer Sulfur-Kur auftreten können.

Die Einnahme von 1 x 5 Tr. Sulfur LM 6 bleibt bestehen auch wenn es nicht extra angegeben wird.

Aphthen
täglich *Mercurius solubilis LM VI 2 x 5 Tr.* mittags und abends

Bauchschmerzen
mit und ohne Fieber täglich
Sulfur LM VI 1 x 5 Tr.
Kalium carbonicum LM VI 2 x 5 Tr. mittags und abends

Blasenentzündung
Brennen beim Wasserlassen
täglich *Sulfur LM VI 2 x 5 Tr.*

Häufiger Harndrang, Brennen beim Wasserlassen, kleine Harnmengen bis wenige Tropfen
morgens *Sulfur LM VI 1 x 5 Tr.*
mittags und abends *Silicea LM VI 2 x 5 Tr.*

Durchfall
3 - 4 x tägl. – evtl. alle Stunden
Arsenicum album LM VI 1 x 5 Tr.

Fieber bzw. grippaler Infekt
Auf jeden Fall *Sulfur LM VI 2 x 5 Tr.*
bis der fieberhafte Infekt abgeklungen ist.

Besteht Durstlosigkeit oder Abneigung gegen Getränke beim Fieber, dann weiter
morgens *Sulfur LM VI 1 x 5 Tr.*
und zusätzlich mittags und abends
Pulsatilla LM VI 1 x 5 Tr.

auffallend Hunger und Essen beim Fieber, wieder
morgens *Sulfur LM VI 1 x 5 Tr.*
und zusätzlich mittags und abends
Phosphor LM VI 1 x 5 Tr.

wechselt das Fieber unregelmäßig rauf und runter, weiter
morgens *Sulfur LM VI 1 x 5 Tr.*
und zusätzlich mittags und abends
Sepia LM VI 1 x 5 Tr.
Jedes Fieber aktiviert das Immunsystem und bessert eine schlummernde oder offenkundige chronische Krankheit.

Halsschmerzen
Schmerzen beim Schlucken beidseitig
Mercurius solubilis LM VI 2 x 5 Tr.

nur rechts
Lycopodium LM VI 2 x 5 Tr.
nur links
Sepia LM VI 2 x 5 Tr.

Bei allen Halsschmerzen empfiehlt sich eine ergänzende Gabe
Sulfur 1 x 5 Tr. tägl. mittags

Heuschnupfen
Bei den ersten Anzeichen von Heuschnupfen mehrmals am Tag
Silicea LM XVIII 1 x 5 Tr.

Husten
Mit und ohne Schmerzen in der Brust mehrmals am Tag
Kalium carbonicum LM VI 1 x 5 Tr.

Bei unablässigem Hustenreiz mehrmals am Tag, bis alle halben Stunden
Alumina LM VI 1 x 5 Tr.

Bei akutem Krupphusten mehrmals täglich
Spongia LM VI 1 x 5 Tr.

Ischias
Wenn Ruhe den Schmerz lindert
Bryonia LM VI 3 x 5 Tr. tägl.

wenn Bewegung den Schmerz lindert
Rhus tox. LM VI 3 x 5 Tr. tägl.

Kopfschmerzen
nach geistiger Überanstrengung, vielem Sitzen und wenig Bewegung, nach übertriebenem Gebrauch von Genussmitteln aller Art
morgens *Sulfur LM VI 1 x 5 Tr.*
und *Nux vomica LM VI 2 x 5 Tr.* mittags und abends – oder öfter

wenn die Schmerzen im Kopf wandern – zu verschiedenen Stellen oder Seiten
morgens *Sulfur LM VI 1 x 5 Tr.*
Lycopodium LM VI 2 x 5 Tr. mittags und abends

Nierenschmerzen
morgens *Sulfur LM VI 1 x 5 Tr.*
mittags und abends *Lycopodium LM VI 1 x 5 Tr.*

Ohrenschmerzen
morgens *Sulfur LM VI 1 x 5 Tr.*
mittags und abends *Pulsatilla LM VI 1 x 5 Tr.*
zwischendurch wiederholt *Chamomilla LM VI 1 x 5 Tr.*
Letzteres evtl. halbstündlich, bis die Schmerzen nachlassen

Rückenschmerzen
morgens tägl. *Sulfur LM VI 1 x 5 Tr.*

und wenn Bewegung bessert, zusätzlich mehrmals tägl.
Rhus tox. LM VI 1 x 5 Tr.

wenn Ruhe bessert, zusätzlich mehrmals tägl.
Kalium carbonicum LM VI 1 x 5 Tr.

Schmerzen aller Arten
Hier kann man zunächst
Chamomilla LM VI 1 x 5 Tr.
geben, was eventuell auch häufig zu wiederholen ist.

Wenn dauernde Bewegung die Schmerzen etwas bessert, dann
Rhus tox. LM VI 1 x 5 Tr. häufig, evtl. alle halben Stunden.

Wenn die Schmerzen nachts im Schlaf kommen – ständigen Lagewechsel verlangen, und wenn jede Art von Bewegung etwas bessert
Arsenicum album LM VI 1 x 5 Tr. auch häufig – bis alle halben Stunden.

Wenn jede Bewegung die Schmerzen verschlimmert, dann
Bryonia LM VI 1 x 5 Tr. häufig, bis alle halben Stunden.
Man kann Bryonia ergänzen und wiederholt zwischendurch
Silicea LM VI 1 x 5 Tr. geben.

Sind die Schmerzen in erster Linie stechend, gibt man häufig, bis zu halbstündlich
Kalium carbonicum LM VI 1 x 5 Tr.
Bei Zahnschmerzen empfiehlt es sich
Mercurius solubilis LM VI 1 x 5 Tr.
und *Sarsaparilla LM VI 1 x 5 Tr.*
im Wechsel häufig, bis alle halben Stunden einzunehmen.

Schmerzt der ganze Körper wie zerprügelt – häufig bei grippalen Infekten ein Symptom
morgens *Sulfur LM VI 1 x 5 Tr.*
Silicea LM VI 2 x 5 Tr. mittags und abends

Bei der mit den Schmerzen fast immer aufkommenden Angst sollte man wiederholt eine Gabe
Arsenicum album LM VI 1 x 5 Tr. nehmen.

Jeder homöopathisch ausgeheilte Schmerz wirkt wie ein Beruhigungsmittel und vermittelt die Fähigkeit, Angst und die Hektik des Alltags zu überwinden. Beschwerden vonseiten des chronischen Grundübels werden dadurch deutlich gemindert.

Die Betäubung des Schmerzes mit den üblichen Schmerzmitteln bewirkt das Gegenteil, mit Nachlassen der Betäubung verstärken sich weitere Schmerzen und vergrößern sich Angst, Hektik und chronische Beschwerden.

Verletzungen
Bei Prellungen, Zerrungen und offenen Wunden
morgens *Sulfur LM VI 1 x 5 Tr. tägl.*
und mittags und abends ergänzend
Arnica LM VI 1 x 5 Tr. tägl.

Man sollte folgende Arzneien in der LM VI und als Tropfen zu Hause haben:

Alumina
Arnica
Arsenicum album
Bryonia
Chamomilla
Kalium carbonicum
Lycopodium
Mercurius solubilis

Phosphor
Pulsatilla
Rhus tox.
Sepia
Silicea
Spongia
Sulfur

Diese kleine Hausapotheke ersetzt nicht den Homöopathen, der eine ernsthafte Anwendung der Homöopathie als Hauptaufgabe hat. Sie ist eine Hilfe für den, der die schulmedizinische Routine verlassen und mittels einer Sulfurkur einen neuen Weg für sich finden möchte. Früher oder später ist es ratsam, die Hilfe eines homöopathischen Heilpraktikers oder Arztes in Anspruch zu nehmen – Voraussetzung ist, dass sie Homöopathie – wie Hahnemann sie vorgibt, anwenden.

Und abschließend sei noch einmal festgehalten: Alternative – wissenschaftlich nicht begründete Medizin macht gesund.

Die schulmedizinische wissenschaftlich begründete Betäubung und Unterdrückung von akuten Schmerzen, Beschwerden und Infektionen aller Arten beschleunigen das Auftreten von Epidemien und chronischen Krankheiten, die als einzelne in jedem angelegt sind. Von der Zeugung bis zum Tod wird dem Menschen kaum eine Chance gelassen, den von Schulmedizin und Pharmazeutischer Industrie vorgegebenen Weg zu verlassen und es anders zu versuchen.

Die Homöopatische Arznei, ein Teil alternativer Medizin, heilt akute Beschwerden und Infektionen und führt mit etwas Glück zum weitgehenden Verschwinden der chronischen Krankheit und damit weg von Epidemien.

Noch gibt es Zeit für ein Tun der Homöopathie.